Ayurveda für Berufstätige

Gesund, Glücklich, Gelassen

Bring Prana in dein Leben

Kompetenz Team

Amitabh Rajanya

WIDMUNG

Dieses Buch widme ich meinen Eltern die mir so
viel im Leben ermöglicht haben.
Für das bin ich unendlich dankbar.

Inhaltsverzeichnis

VORWORT DES HERAUSGEBERS

Wir sind ein Team von Autoren, das zu den aktuellen großen und kleinen Fragen in unserer komplexen Welt kompetente Antworten zur Verfügung stellt.

Amitabh kam vor ein paar Jahren nach Deutschland um hier zu studieren. Seine Leidenschaft zum Schreiben hat er schon sehr früh umgesetzt und in Indien Kurzgeschichten veröffentlich. Seine Mutter ist als Vaidye (Heilerin) tätig und so füllte Ayurveda sein Leben in der Heimat aus. Wir sind sehr froh ihn im Team zu haben und seine Erfahrungen hier präsentieren zu können.

Nach dem Lesen besitzt du genügend Informationen, um dir deine Meinung zu bilden und deine Entscheidungen mit gutem Gefühl zu treffen, das haben wir nicht vorweggenommen.

Wir freuen uns über deine Meinung, Anregungen und Kommentare unter autor@ideeundgeld.de

Viel Spaß wünscht dein Kompetenz Team

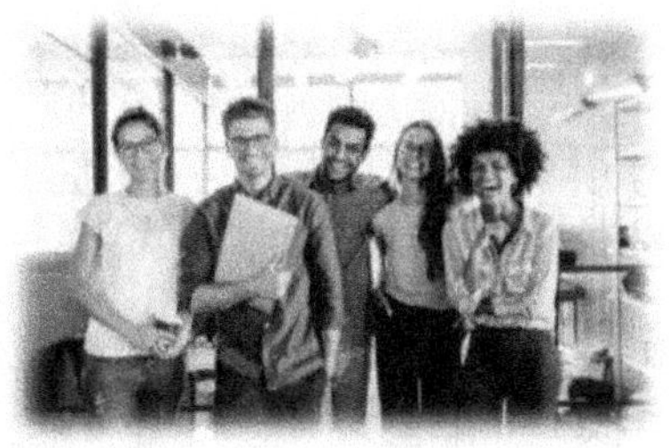

EINLEITUNG

Bestimmt hast du auch schon einmal von der wundersamen Wirkung des Ayurveda gehört. Ayurveda ist eine, in der östlichen Kultur, anerkannte medizinische Wissenschaft. In unserer westlichen Kultur wird Ayurveda meistens mit Kosmetik- und Wellnessangeboten verbunden. Doch Ayurveda ist sehr viel mehr als nur äußerliches Wohlbefinden. Ayurveda ist ein ganzheitliches Gesundheitssystem, das den Menschen dabei helfen soll sich selbst zu heilen und zu innerer Zufriedenheit zu finden.

Wir leben in einer Welt mit einem unglaublichen Angebot an Nahrungsmitteln. Die Regale sind voll und wir können all unsere Gelüste stillen. Zur gleichen Zeit sinkt aber das eigene Wohlbefinden, was unsere Ernährung betrifft. Wir leiden unter Verdauungsstörungen, fühlen uns häufig unwohl nach dem Essen und können die Ursache dafür meistens nicht ausfindig machen. Die westliche Medizin konzentriert sich zumeist darauf die Symptome zu lindern, die Ursache allerdings bleibt oft unergründet. Genau hier setzt Ayurveda an. Die ayurvedische Lehre setzt auf die selbstheilende Wirkung des Körpers mit einer Kombination aus individueller Ernährung, Bewegung und verschiedenen Reinigungs- und Massagetechniken. Gleichzeitig lehrt uns das Konzept des Ayurveda wieder auf uns selbst zu hören und zu unserem inneren Glück zu finden. Denn nur wer glücklich ist und sich selbst spürt, kann auch langfristig ein gesundes Leben führen.

Ayurveda basiert auf den fünf Elementen Luft, Feuer, Wasser, Erde und Äther. Sie bilden die drei Lebensenergien, Dosha genannt, die in jedem Menschen zu finden sind. Die Zusammensetzung der Doshas bestimmt, wer wir sind und welche Heilmethoden für uns wirkungsvoll sind.

In diesem Buch möchte ich dir einen keinen Einblick in die Welt des Ayurveda geben. Wir werden jeden Baustein des Ayurveda und dessen Bedeutung für unseren Körper genauer betrachten. Gleichzeitig werde ich dir viele Tipps aufzeigen, wie du Ayurveda ganz einfach in deinen Alltag integrieren kannst. Die Bereiche dieses Buches umfassen die Ernährungsregeln, mehr Achtsamkeit im Alltag, Bewegung, die Entwicklung einer persönlichen Morgenroutine, den kosmetischen Bereich für das äußere Wohlbefinden sowie ayurvedische Kuren.

Da sich die ayurvedische Lehre nicht eins zu eins auf unsere westliche Kultur übertragen lässt, modellieren wir sie so weit, dass sie zu uns passt. Denn Ayurveda ist kein striktes Dogma, das befolgt werden muss. Es ist eine sehr individuelle Gesundheitslehre, die für jeden Menschen einzigartig ist.

Begib dich auf eine Reise in eine andere Welt voller neuer Weisheiten, Spiritualität und neuem Lebensgefühl!

DIE WELT DES AYURVEDA

Ayurveda stammt aus Indien und ist in Asien eine wissenschaftliche medizinische Lehre. Übersetzt bedeutet Ayurveda „Wissen vom Leben". Der Begriff stammt aus dem Sanskrit und setzt sich aus „Ayus" für „Leben" und „Veda" für Wissen zusammen. Sie ist eine Art Alternativmedizin, die auch bei uns immer mehr an Aufmerksamkeit erlangt.

Ayurveda ist ein holistisches Gesundheitssystem. Es geht dabei nicht nur um die Heilung von verschiedenen Krankheiten, sondern vor allem um deren Prävention. Diese Lehre vereint den Körper, Geist und die Seele des Menschen und glaubt daran, dass jeder Organismus sowie das Universum einen Einfluss auf andere Organismen hat. Jeder Mensch hat drei verschiedene Lebensenergien, Dosha genannt, in sich vereint. Sie setzen sich aus den Elementen Feuer, Wasser, Luft, Erde und Äther zusammen. Nur, wenn diese drei Energien ausgewogen und im Gleichgewicht zueinander stehen, sind und bleiben wir gesund. Geraten die Doshas aus dem Gleichgewicht, steigt die Gefahr für Krankheiten.

Entgegen der Methodik der westlichen Medizin wird in der ayurvedischen Lehre der Ursache von Krankheiten auf den Grund gegangen, da nur so individuelle Heilungspläne erstellt werden können. Doch es geht nicht nur darum Krankheiten zu heilen. Vielmehr geht es im Ayurveda darum diese erst gar nicht entstehen zu lassen. In unserer westlichen Kultur bedeutet Gesundheit lediglich die Abwesenheit von Krankheit. Ayurveda ist daher eine Alternativmedizin, da sie sich mehr auf Erfahrungen und einer tief gehenden Philosophie stützt, als auf reine wissenschaftliche Erkenntnisse. Die Einheit von Geist und Körper ist im Ayurveda von wichtiger Bedeutung. Es geht nämlich nicht nur um das reine körperliche Wohlbefinden, sondern auch die Psyche, Emotionen und Spiritualität sind wichtige Bestandteile dieser Heilmethode.

David Frawley, ein Experte des Ayurveda, fasst die Philosophie des Ayurveda sehr schön zusammen: „Die Grundregel lautet: Was immer wir selbst tun können, um unsere eigene Gesundheit zu stärken, wirkt besser als das, was andere für uns tun können". Das bedeutet, dass wir unsere Gesundheit und unser geistiges und emotionales Wohlbefinden durch unsere eigenen Handlungen nach der ayurvedischen Lehre positiv beeinflussen können. Diese präventive Beeinflussung wirkt dabei besser als jedes Rezept, das uns ein Arzt ausstellt. Das oberste Ziel des Ayurveda ist daher die Vermeidung anstatt die Behandlung von Krankheiten.

Die Heilkunst des Ayurveda besteht aus verschiedenen grundlegenden Bereichen.

Der erste Bereich ist die Ernährung. Die Ernährung ist sehr wichtig, da unser Körper nur mit der richtigen Ernährung reibungslos funktionieren kann. Die Ernährung ist bei jedem Menschen individuell. Es gibt aber einige Grundregeln, die für die meisten Menschen Gültigkeit haben. Darauf möchte ich im weiteren Verlauf noch genauer eingehen und dir einige wichtige und nützliche Tipps mit an die Hand geben.

Ein weiterer Bereich ist die Bewegung. Im Ayurveda ist dies in der Regel Yoga. Yoga vereint durch die Bewegungsabläufe, die mit dem Atem verbunden werden, Körper und Geist. Dadurch wird nicht nur dein Körper gestärkt, sondern du gewinnst auch an spiritueller Stärke. Doch auch andere leichte Sportarten wirken sich wohltuend auf den Körper aus.

Im Gegensatz zum Sport steht die Entspannung. Diese ist ebenso essentiell für den Körper wie der Sport. Sie bilden eine Art Gegengewicht zueinander. Auch Achtsamkeit und Meditation wird in diesem Zuge in den Alltag der ayurvedischen Lebensweise eingebaut. Sie helfen dabei zu innerem Glück und Ausgeglichenheit zu finden.

Bestimmte Reinigungs- und Massagetechniken helfen dem Körper zu Entgiften und damit zu heilen. Sie werden oft mit Ayurveda-Kuren

verbunden, die man regelmäßig machen sollte, um
das Gleichgewicht der Doshas zu unterstützen.

DOSHAS

In der ayurvedischen Lehre ist jeder Mensch individuell zu betrachten. Was für den Einen funktioniert, muss für den Anderen nicht funktionieren. Das hängt mit den verschiedenen Lebensenergien, die in jedem von uns vorhanden sind, zusammen. Sie sind bei jedem Menschen verschiedenartig aufgeteilt. Oft herrschen ein oder zwei Doshas in uns vor. Bei einem gesunden Menschen sind die Energien in Harmonie und Gleichgewicht. Die Energien bestimmen unser Wohlbefinden und unsere Gesundheit. Haben wir Beschwerden, muss man den vorherrschenden Energien entgegenwirken, um wieder zu einer Balance zurückzufinden. Es gibt insgesamt drei Doshas: Vata, Pitta und Kapha. Jedes dieser Doshas vereint verschiedene Elemente, die einen großen Einfluss auf uns haben und repräsentiert unterschiedliche Prinzipien in unserem Körper.

Die Doshas sind elementar im Ayurveda. Jeder Mensch hat alle Doshas in seinem Körper vereint. Jedoch herrschen häufig ein bis zwei Doshas vor. Die Zusammensetzung der Doshas im eigenen Körper ist wie der eigene Fingerabdruck. Sie bestimmen, wer wir sind, da sie in jedem von uns einzigartig zusammengesetzt sind. Dosha bedeutet übersetzt „Fehler(potenzial)". Doch warum Fehler? Dieser Begriff scheint auf den ersten Blick falsch zu sein. Schließlich vereinen die Doshas die Lebensenergien in jedem Menschen. Doch genau hier ist der Knackpunkt. Nur, wenn die Doshas im Gleichgewicht sind, tragen sie zu unserem Wohlbefinden bei. Stechen Doshas stark hervor, gibt es einen „Fehler" in unserem System, was uns anfällig für Krankheiten macht. Daher sollte jeder für sich wissen, welche Doshas bei ihm grundsätzlich vorherrschen. Nur so kann man auf die jeweiligen Doshas reagieren und diese ausgleichen.

Doch wodurch entsteht ein Ungleichgewicht in den Doshas? Das Ungleichgewicht kann durch verschiedene Einflüsse entstehen. Sowohl von innerlichen als auch von äußerlichen Einflüssen. Dazu gehören zum Beispiel Stress, unsere Umgebung, Emotionen und Gedanken, ungesunde Ernährung und schlechte Gewohnheiten, aber auch die Jahreszeiten. Besonders die Ernährung und unsere Emotionen haben einen starken Einfluss auf die Ausgewogenheit unserer Lebensenergien. Daher sollten wir lernen, die Wirkung der Ernährung für uns zu nutzen und Achtsamkeit für uns selbst in unseren Alltag integrieren.

VATA

Vata vereint die Elemente von Luft und Äther. Es steht für das Bewegungsprinzip.

Das bedeutet, Vata beeinflusst unsere Bewegung und Kraft sowie unsere Atmung, Nerven, Kreislauf, Sprache und Kreativität.

Vata steht für die Eigenschaften kalt, klar, trocken und rau. Es herrscht in den Monaten Oktober bis Januar vor. Die Jahreszeit repräsentiert also ebenfalls die Eigenschaften des Vata.

Wenn du ein Vata-Typ bist, bist du ein eher kreativer und leichter Mensch, der gegenüber neuen Dingen sehr aufgeschlossen und schnell zu begeistern ist. Das führt manchmal auch zu unüberlegten Handlungen. Sie sind zumeist sehr sprunghafte Menschen. Die Begeisterung kann daher schnell in Langeweile umschlagen. Auf der einen Seite ist der Vata-Typ zwar sehr aktiv und liebt es sich zu bewegen, auf der anderen Seite liebt er aber auch die Gemütlichkeit und Wärme. Sie sind sehr spirituelle Menschen und können sich leicht mit ihrem Inneren verbinden. Vata-Typen sind sehr sensibel und denken ebenfalls viel nach. Herrscht Vata zu stark vor, kann das auch in Ängste umschlagen. Daher neigen Vata-Typen zu Schlafstörungen, wenn sie zu nachdenklich sind.

Wenn du ein Vata-Mensch bist, bist du wahrscheinlich entweder relativ klein oder relativ groß. Zudem bist du eher ein athletischer Typ mit einer schmalen Körperstatur. Vata-Typen haben dünne Haut, die sehr schnell braun wird, sobald die Sonne scheint. Zudem haben sie oft kleine Augen und Zahnfehlstellungen sowie trockenes und feines Haar.

Vata-Menschen sind ständig in Bewegung und daher oft rastlos. Sie vergessen es schnell regelmäßig zu essen, was einen negativen Einfluss auf ihre Verdauung hat. Daher sollten sie auch auf das Fasten verzichten.

Vata-Typen sollten sich ein ruhiges Umfeld schaffen, das Struktur und Stabilität in ihren Alltag bringt. Dadurch können sie sich besser entspannen, was ein wichtiges Heilungselement für den Vata-Typen ist. Typische Krankheitsbilder von übermäßigem Vata sind Arthritis, Blähungen und Verstopfungen sowie Angstzustände.

PITTA

Pitta steht für die Elemente Feuer und Wasser. Es ist mit dem Verdauungs- und Stoffwechselprinzip gleichzusetzen. Das bedeutet, dass Pitta nicht nur für den Stoffwechsel des Menschen zuständig ist, sondern auch für unseren Hormonhaushalt, Sehsinn sowie unsere Körpertemperatur.

Pitta repräsentiert die Eigenschaften heiß, flüssig, scharf und plötzlich. Pitta herrscht in den Monaten Juni bis September vor, also den warmen und feuchten Monaten.

Pitta-Typen gelten als sehr intelligent. Sie arbeiten stets konzentriert an ihren Zielen und lassen sich nicht so schnell davon abbringen. Sie sind sehr strukturiert und handeln stets überlegt. Damit gehören sie zu den „Machern" unter uns. Pitta-Typen sind sehr charismatisch und haben eine hohe Ausstrahlung. Wegen dieser Eigenschaften sind sie oft in Führungspositionen zu finden.

Pitta-Typen sind sehr sportlich und hegen in diesem Bereich auch einen großen Wettbewerbs-Ehrgeiz.

Der Pitta-Typ ist ein lebensfroher Mensch, dem man das Lebensfeuer direkt ansieht. Sie sind meist mittelgroß und von muskulöser Statur. Die Haut von Pitta-Menschen ist eher hell und neigt zu Unreinheiten.

Durch das vorherrschende Element des Feuers ist der Pitta-Typ ein leidenschaftlicher Mensch, der seinen Emotionen auch gerne einmal freien Lauf lässt. So neigt er zu Unbeherrschtheit und Aggressionen sowie Unverständnis gegenüber anderen. Verstärkt wird diese Emotion besonders durch Hunger. Generell haben Pitta-Menschen oft großen Hunger und eine rege Verdauung.

Das Krankheitspotenzial bei Pitta äußert sich durch Ausschläge sowie Sodbrennen und Durchfall. Sie leiden oft an Übersäuerung des Körpers. Ebenso sind sie anfällig für Entzündungen und Akne.

KAPHA

Kapha setzt sich aus den Elementen Erde und Wasser zusammen und verfolgt das Struktur- und Festigkeitsprinzip. Es ist für die Flüssigkeiten in unserem Körper zuständig und kümmert sich daher um unsere Gelenke, die Wundheilung und hält uns fit und stark.

Die Eigenschaften von Kapha sind beständig, fettig, süß, schwer, beständig und träge. Es herrscht in den Monaten Februar bis Mai, also der Zeit des Frühlings.

Der Kapha-Typ ist ein sehr ruhiger und beständiger Mensch. Er ist stets entspannt, was bei einem zu viel an Kapha zu Trägheit führen kann. Sport und Bewegung liegen nicht in seiner Natur.

Er handelt stets überlegt und besonnen und lässt sich nicht so schnell aus der Ruhe bringen. Impulsive Handlungen sind ihm unbekannt. Kapha-Menschen sind wahre Gewohnheitstiere. Veränderungen sind ihnen unbehaglich. Sie bleiben lieber in ihrem gewohnten Alltag und ihrer gewohnten Umgebung. Sie neigen zu Gier und Neid und können manchmal sehr besitzergreifend sein. Dennoch gehen sie Konflikten lieber aus dem Weg.

Bei einem Übermaß an Kapha kann es zu Erkältungssymptomen und Allergien kommen. Generell neigt der Kapha-Typ zu Übergewicht.

Zudem hat er häufig Appetit und eine träge Verdauung, was zu Verstopfungen führen und das Problem des Übergewichts verstärken kann. Durch ihre gewohnten Handlungen und Strukturen neigen Kapha-Menschen zu Depressionen, wenn sie sich keinen Ausgleich schaffen.

HEILUNG

Da unser Körper durch die verschiedenen Einflüsse nicht in der Lage ist unsere Energien permanent im Gleichgewicht zu halten, müssen wir selber aktiv dazu beitragen, um so unseren Körper und unsere Heilung zu unterstützen.

Generell gelten die Grundprinzipien „Gleiches verstärkt Gleiches" und „Gegensätze schwächen einander". Diese beiden Prinzipien sind elementar für die Heilung. Die drei Doshas leben von ihrer Unterschiedlichkeit. Deshalb ist es wichtig, mit Gegensätzen die Doshas in ein Gleichgewicht zu ringen. Wir sollten wissen, welches Dosha auf welchen Einfluss reagiert, um so dagegen steuern zu können. So spielen wir quasi mit unseren Energien und verstärken oder schwächen das jeweilige Dosha passend zu unserem Heilungsbedarf.

Der Ausgleich für das heiße Pitta sind zum Beispiel kühlende Lebensmittel oder eine kalte Dusche. Um Vata auszugleichen braucht es Wärme und Entspannung. Für den Ausgleich von Kapha ist besonders Bewegung sehr wichtig, um der Trägheit vorzubeugen. Alle Ausgleiche stehen im Gegensatz zu den jeweiligen Eigenschaften der Doshas, was zu einer Balance führt.

Miteinander vereint sind letztendlich alle drei Lebensenergie gleichermaßen für unseren

Stoffwechsel verantwortlich. Jede Energie widmet sich dabei unterschiedlichen Bereichen. Kapha ist für unseren Anabolismus zuständig. Der Anabolismus in unserem Körper kümmert sich um die Herstellung neuer und die Heilung von bereits beschädigten Zellen. Unser Metabolismus, welcher unsere Verdauung und die Aufnahme von wichtigen Nährstoffen regelt, wird von Pitta gelenkt. Vata schließlich steht für unseren Katabolismus, also bei allen Degenerationsprozessen in unserem Körper. Jedes Doshas ist also essentiell für unseren Stoffwechsel und damit unserem Gesundheitszustand.

Gerade die Verdauung ist von besonderer Bedeutung in der ayurvedischen Lehre. Unsere Verdauung zeigt uns immer genau an, ob wir gesund sind und ob unser Körper das von uns bekommt, was er wirklich braucht. Daher sollten wir immer Acht auf unsere Verdauung geben und diese genau beobachten. Durch das Beobachten steigt gleichzeitig auch unsere Achtsamkeit für unseren Körper. Durch die, auf unseren Körper gerichtete, Achtsamkeit lernen wir uns selber wieder besser kennen. Wir haben heutzutage durch unsere vielen To-Do Listen und Ablenkungen verlernt, auf unseren Körper zu hören. Doch unser Körper teilt uns immer ganz genau mit, was ihm gut tut und was nicht gut für ihn ist. Oft überhören wir jedoch warnende Signale. Wenn wir wieder lernen auf unseren Körper zu hören, können wir viel besser auf seine Bedürfnisse eingehen und

Gesundheitsrisiken vermeiden. Wir merken intuitiv, welche Nahrung unserem Körper zugutekommt und wir merken auch, wann und wie wir uns bewegen sollten.

Agni und Ama

In der ayurvedischen Lehre spielen Agni und Ama zwei wichtige Rollen, die miteinander zusammenhängen. Unter Agni versteht man das Verdauungsfeuer. Durch ein gesundes Agni gewinnt unser Körper an Kraft und Energie. Es regelt unsere Verdauung und die Aufnahme von Nährstoffen. Je besser unsere Verdauung funktioniert, desto besser fühlen wir uns.

Im Gegensatz zu Agni steht Ama. Unter Ama versteht man die Rückstände unseres Stoffwechsels, die sich in unserem Körper ansammeln. Je schwächer unser Agni ist, desto mehr schlechtes Ama kann sich bilden. Durch ein zu viel an Ama wird unser Körper geschwächt. Wir werden müde und haben Schwierigkeiten uns zu konzentrieren. Auch unsere Verdauung wird durch zu viel Ama gestört. Appetitlosigkeit oder ein Völlegefühl können ein Hinweis auf zu viel Ama sein. Auch ein weißer Zungenbelag sowie Mundgeruch deuten darauf hin.

Vielen ist Ama auch durch den Begriff Schlacken bekannt. Schlacken sind nicht vollständig verdaute Reste, die unseren Körper belasten. In der ayurvedischen Lehre ist Ama für viele Krankheiten verantwortlich. Deswegen ist es wichtig, dass du dein Ama so gering wie möglich hältst, um langfristig gesund zu bleiben.

Wenn unser Agni in einem schwachen Zustand ist, löst dies auch ein Ungleichgewicht in unseren Doshas aus. Daher ist es wichtig, dass wir unser Agni stärken und Ama entgegenwirken. Da Agni für unsere Verdauung zuständig ist, hat auch die Ernährung den größten Einfluss auf Agni. Besonders Gewürze können unser Verdauungsfeuer anfachen und es so stärken. Hierzu gehören zum Beispiel Ingwer, Fenchel, Kurkuma oder Zimt.

Begünstigt wird Ama durch zu viel Essen, obwohl die vorherige Mahlzeit noch gar nicht verdaut ist sowie zu viel Stress bei der Nahrungsaufnahme. Ein vorherrschendes Kapha kann ebenfalls Ama erhöhen sowie das tägliche Schläfchen nach dem Mittagessen.

Um Ama in deinem Körper zu reduzieren, kann Fasten eine tolle Methode sein. Bereits ein Fastentag pro Woche hat einen großen Effekt auf deinen Körper und entlastet ihn. Auch Bewegung und viel Entspannung helfen dir dabei, dein Ama zu reduzieren.

Achte also auf eine ausgewogene Ernährung mit vielen verschiedenen Gewürzen, ausreichend Entspannung und natürlich genügend Bewegung im Alltag. Damit unterstützt du bereits in vielfacher Weise dein Agni und kannst so Ama vorbeugen oder reduzieren.

ENTDECKE DIE GEHEIMNISSE DER AYURVEDISCHEN KÜCHE

Die ayurvedische Küche ist sehr vielfältig. Für jeden Menschen und für jedes Dosha gibt es unterschiedliche Lebensmittel und Gerichte, die perfekt aufeinander abgestimmt sind. Sie gleichen dein Dosha wieder aus, stärken dein Agni und reduzieren natürlich dein Ama. Ebenso kann dir die ayurvedische Küche beim Abnehmen helfen, indem du Dosha gerecht isst.

Ich möchte dir einen kleinen Einblick in die ayurvedische Ernährung geben und wichtige Tipps, die du leicht in deinem Alltag umsetzen kannst, geben.

Basisregeln der ayurvedischen Küche

Es gibt einige Basics, die für Jedermann gelten und darauf ausgerichtet sind, dich wieder ins Gleichgewicht zu bringen. Du kannst sie also unabhängig von deinem Dosha anwenden und dir damit etwas Gutes tun. Wenn du die Basics beherzigst, hast du schon einen großen Schritt in die richtige Richtung gemacht.

Bei der ayurvedischen Ernährungslehre geht es auf der einen Seite darum, dein Doha auszugleichen und auf der anderen Seite darum, dein Agni anzufeuern und Ama zu reduzieren. Das führt langfristig dazu, dass du ein langes und gesundes Leben führst und dich nicht nur in deinem Körper, sondern auch mental wieder wohlfühlst.

Generell solltest du nur essen, wenn du auch Hunger verspürst. Wenn du keinen Hunger hast, brauchst du auch nichts zu essen. Lege dann einfach eine kleine Fastenzeit bis zur nächsten Mahlzeit ein. Viele haben zum Beispiel morgens keinen Hunger. Hier empfiehlt es sich einfach bis zum Mittagessen zu warten und erst dann wieder zu essen.

Versuche pro Tag nur 3 Mahlzeiten zu dir zu nehmen. Frühstück, Mittagessen und Abendessen. Du solltest auf weitere Zwischenmahlzeiten oder Snacks verzichten. So gibst du deinem Körper die nötige Zeit die vorherige Nahrung zu verdauen. Achte darauf, dass zwischen den Mahlzeiten mindesten 3, besser noch 5 Stunden liegen. Du stellst damit sicher, dass alles verdaut wurde. Wenn du bereits isst, bevor deine Nahrung verdaut ist, förderst du Ama und erstickst dein Agni. Gib deinem Körper die nötige Zeit, die er braucht. So vermeidest du auch ein Völlegefühl und die bekannte Trägheit nach einem üppigen Mahl.

Wenn du deinem Stoffwechsel genügend Zeit gibst, erlangst du wieder ein gutes Körper- und Hungergefühl, das viele heutzutage verloren haben. Oft essen wir einfach, obwohl wir gar keinen richtigen Hunger haben. Versuche also wieder ein normales Hungergefühl zu spüren, um deinem Körper dann die nötige Energie zu liefern.

Wir sollten nicht nur auf die Zwischenmahlzeiten verzichten, sondern auch darauf achten, dass wir nicht zu viel auf einmal essen. Wenn du dich nach dem Essen aufgebläht fühlst oder das Gefühl hast, dass du pappsatt bist, hast du definitiv zu viel gegessen. Zu viel Essen macht uns müde und träge. Unsere Nahrung sollte uns mit Energie versorgen und uns Kraft schenken. Iss daher nur bis du zu 2/3 satt bist. Damit entlastest du deine Verdauung enorm. Das ist vollkommen ausreichend und du kannst den Tag weiter tatenreich bewältigen.

Während du isst, solltest du stets bewusst essen. Lass dich nicht von anderen Dingen ablenken, sondern fokussiere dich voll und ganz auf dein Essen. Lasse dich nicht stressen und iss nicht, wenn du es eilig hast. Auch solltest du es vermeiden zu essen, wenn du gerade intensive Gefühle erlebst, wie zum Beispiel Wut oder Trauer. Sitze stets, wenn du deine Mahlzeiten einnimmst, bzw. vermeide es im Stehen zu essen. Während du isst, stelle sicher, dass du deine Nahrung mindestens 30-mal kaust. So nimmst du deiner Verdauung einen großen Teil der Arbeit ab.

Ungefähr 30 Minuten vor und nach einer jeden Mahlzeit solltest du nicht zu viel trinken. Das reduziert dein Agni. Trinke während du isst also nur wenig und wenn möglich auch nur warmes Wasser. Generell solltest du auf kalte Getränke eher verzichten, es sei denn du bist ein Pitta-Typ. Kalte Getränke sind schwerer verdaulich und damit eine Belastung für unsere Verdauung. Trinke also wenn möglich mindestens lauwarme Getränke, vorzugsweise Wasser - gerne auch mit Gewürzen wie Ingwer, Zitrone, Minze oder Kurkuma verfeinert. Koche dein Wasser am besten ab, bevor du es trinkst. Das verändert seine Struktur und kann so von unserem Körper besser aufgenommen werden.

Deine Hauptmahlzeit solltest du mittags zu dir nehmen. Hier ist dein Agni am stärksten und du kannst die großen Mahlzeiten am besten verdauen. Bereite am besten jede Mahlzeit frisch zu und koche möglichst saisonal. Auf verarbeitete Lebensmittel solltest du verzichten, da sie nur schwer verdaulich sind und keinen positiven Einfluss auf unseren Organismus haben. Rohkost ist ebenfalls schwer verdaulich. Die meiste Nahrung, die wir zu uns nehmen, sollte also gekocht sein. Wenn du nicht auf deinen Salat verzichten möchtest, dann solltest du ihn ebenfalls zur Mittagszeit essen. Mische in diesem Zuge auch keine kalten und warmen Speisen.

Wenn du deine Speisen zubereitest, solltest du sie immer gut würzen. Gewürze sind wahre Heilmittel in der ayurvedischen Küche. Achte darauf, dass du so viele Geschmacksrichtungen wie möglich in deinen Speisen vereinst. Das schafft eine gute Balance. Die Geschmacksrichtungen sind salzig, sauer, süß, scharf, bitter und herb. Besonders tolle Gewürze sind zum Beispiel Ingwer, Zimt, Zitrone, Fenchel, Koriander, Kümmel, Pfeffer, Minze und Chili. Generell sollte deine Mahlzeit nicht sehr fettreich sein. Wenn du Fett verwendest, probiere einmal Ghee anstatt Öl aus. Ghee ist eine ayurvedische Butter, die geklärt wurde. Sie ist dadurch viel bekömmlicher und auch für Menschen mit Laktoseintoleranz geeignet.

Weiterhin solltest du tierische Produkte eher meiden. Sie sind für den menschlichen Körper schwer zu verdauen. Iss diese also nur in moderaten Mengen. Wenn du Milch trinkst, solltest du sie stets erwärmen, vorzugsweise getrennt von anderen Lebensmitteln zu dir nehmen und mit einigen Gewürzen versehen. Generell solltest du Milchprodukte nicht mit Obst kombinieren - zumindest nicht mit rohem Obst. Wenn es leicht gedünstet oder getrocknet ist, kannst du sie in kleinen Mengen miteinander kombinieren. Denn auch Obst sollte generell getrennt von anderen Lebensmitteln gegessen werden. Iss Obst am besten während der ersten Tageshälfte. Früchte gären sehr schnell. Wenn wir sie also mit anderen Lebensmitteln mischen oder nach ihrem Verzehr zu schnell andere Lebensmittel konsumieren, können sie unsere Verdauung extrem belasten. Oft sind Blähungen oder Aufstoßen die Folge. Warte also 2 bis 3 Stunden mit der neuen Mahlzeit, nachdem du

Obst gegessen hast.

Abends solltest du nur noch leichte Speisen wie zum Beispiel eine warme Suppe essen. Nach 20 Uhr solltest du komplett auf das Essen verzichten. So wird deine Verdauung abends nicht zu stark belastet, was sich in deinem Schlafverhalten widerspiegeln kann. Schlafstörungen wären die Folge.

Generell sollte deine Ernährung auf pflanzlicher Ernährung aufbauen. Iss viel verschiedenes Gemüse, Getreide und Hülsenfrüchte. Damit gibst du deinem Körper alle nötigen Nährstoffe. Zudem fördern diese Lebensmittel deine Verdauung. Tierische Produkte kannst du in Maßen ergänzen. Allerdings sollten diese nicht die Basis deiner Ernährung sein.

Die richtige Ernährung für dein Dosha

Die oben genannten Punkte treffen auf alle Doshas zu. Die einzelnen Doshas haben noch einige speziellere Regeln. Sie sind darauf ausgelegt, dein vorherrschendes Dosha wieder ins Gleichgewicht zu bringen.

Vata

Für das vorherrschende Dosha Vata sind süße, saure und salzige Speisen besonders geeignet. Achte also darauf, dass du diese Geschmacksrichtungen in deinen Mahlzeiten berücksichtigst. Weniger geeignet sind hingegen die Geschmacksrichtungen bitter und scharf. Da der Vata-Typ besonders anfällig für Verdauungsstörungen ist, solltest du besonders regelmäßig essen. Auf das Fasten sollte der Vata-Typ weitestgehend verzichten. Vata ist das kalte Dosha. Um die Kälte auszugleichen, sollten die Speisen und Getränke, die du zu dir nimmst, stets warm sein. Meide daher kalte Speisen und Getränke. Auch etwas Öl ist für den Vata-Typ förderlich, um die Trockenheit auszugleichen.

Besondere Lebensmittel, die sich für dieses Dosha eignen:

> Getreide: Reis, Weizen, Haferflocken
> Gemüse: Zucchini, Artischocken, Spargel, Karotten, Kartoffeln, Tomaten, Gurken, Spinat, Sellerie
> Früchte: Ananas, Mango, Bananen, Orangen, Kirschen, Pfirsiche, Pflaumen, Aprikosen
> Gewürze: Ingwer, Zimt, Kurkuma, Zitrone, Kardamom, Fenchel, Anis, Salz

Pitta

Das Dosha Pitta steht für Hitze. Im Gegensatz zu Vata sollten Pitta-Typen also nicht zu heiße Speisen und Getränke zu sich nehmen. Besser geeignet sind eher lauwarme oder auch kalte Getränke und Mahlzeiten. Daher solltest du auch zu scharfe, saure und salzige Lebensmittel meiden, da sie dein Pitta weiter anheizen. Versetze deine Mahlzeiten also eher mit den Geschmacksrichtungen süß und bitter. Diese wirken kühlend. Auch ein Glas Wasser mit Minze wirkt sehr erfrischend.

Besondere Lebensmittel, die sich für dieses Dosha eignen:

> Getreide: Reis, Weizen, Haferflocken
> Gemüse: Spinat, Brokkoli, Blumenkohl, grüne Bohnen, Salat, Zucchini, Spargel, Kartoffeln, Paprika, Auberginen, Soja
> Früchte: Mango, Äpfel, Birnen, Trauben, Orangen, Ananas, Melone, Trauben
> Gewürze: Zimt, Fenchel, Kardamom, Koriander, Ingwer, Minze

Kapha

Als Kapha-Typ solltest du hauptsächlich nur leichte Kost zu dir nehmen, da die Verdauung bei Kapha-Typen eher langsam arbeitet. Daher sollte diese nicht durch schwere Mahlzeiten weiter belastet werden. Du solltest nur mit sehr wenig Öl kochen und kleine Portionen essen. Warme Speisen und Getränke sind auch für Kapha am besten geeignet. Diese sollten eher scharf und bitter sein. Verzichte auf süße, saure und salzige Speisen.

Besondere Lebensmittel, die sich für dieses Dosha eignen:

> Getreide: Gerste, Mais, Roggen, Haferflocken, Reis
> Gemüse: Blumenkohl, Brokkoli, Paprika, Zucchini, Tomaten, Aubergine, Salat, Spargel, Artischocken
> Früchte: Trauben, Feigen, Äpfel, Pfirsiche, Rosinen
> Gewürze: Ingwer, Pfeffer, Chili

Abnehmen

Auch zum Abnehmen eignet sich Ayurveda wunderbar.

Dafür ist es zunächst einmal wichtig zu wissen, wodurch Übergewicht überhaupt erst entsteht. Durch das Überangebot an Nahrungsmitteln sind wir es gewohnt zu jeder Zeit alles essen zu können, was wir möchten. Doch dabei achten wir nicht mehr darauf, ob unser Körper diese Lebensmittel überhaupt braucht. Wir essen einfach, weil es da ist. Egal was und zu welcher Zeit. Fettige Speisen und Süßigkeiten tun dabei ihr übriges. Häufig essen wir auch aus negativen Gefühlen und Gedanken heraus und geraten damit in eine Art Teufelskreis. Wir fühlen uns schlecht und greifen automatisch zu ungesunden Lebensmitteln, um uns besser zu fühlen. Doch anstatt uns besser zu fühlen, fühlen wir uns im Nachhinein nur noch schlechter. Wir verurteilen uns für unser Verhalten. Deshalb ist es wichtig, dass wir wieder eine gesunde Beziehung zu unserer Ernährung und unserem Körper aufbauen. Besonders Kapha-Typen neigen zu einem erhöhten Risiko für Übergewicht. Der Grund für dein Übergewicht liegt also sehr wahrscheinlich darin, dass Kapha bei dir zurzeit vorherrscht. Deswegen ist der beste Weg, um wieder abzunehmen, der, dass du dein Kapha wieder reduzierst und in Einklang mit den anderen Doshas bringst.

Eine Kapha basierte Ernährung ist daher die erste Wahl für dich. Verzichte auf fettige und süße

Lebensmittel und gleiche es mit scharfer, bitterer und leichter, warmer Kost wieder aus. Höre auf deinen Körper und die Signale, die er dir aussendet. Wenn dich das Hungergefühl überkommt, trinke zunächst einmal ein Glas heißes Wasser. Oft reguliert dies schon deinen Appetit. In vielen Fällen haben wir nämlich gar keinen richtigen Hunger, sondern einfach nur Durst. Oder wir sehnen uns nach anderen Dingen wie zum Beispiel Liebe und Glück und versuchen diese Bedürfnisse durch Essen zu stillen. Baue wieder eine gesunde Beziehung zu dir selbst und deinem Körper auf. Liebe dich selbst. Liebe deinen Körper. Und gib ihm das, was er wirklich braucht.

Du solltest zwar regelmäßig 3 mal am Tag essen, aber unbedingt auf Zwischenmahlzeiten verzichten. Iss nicht zu viel. Trinke dafür ausreichend heißes Wasser über den Tag verteilt. Auch ein Fastentag in der Woche kann dir helfen, dein Dosha wieder in Einklang zu bringen und deinen Stoffwechsel zu fördern. Das hilft dir Ama abzubauen, das ebenfalls zu deinem Übergewicht beiträgt. Statt tierischer Produkte sollten hauptsächlich Gemüse und Hülsenfrüchte auf deinem Speiseplan stehen. Auch Öl sollte von deinem Speiseplan gestrichen werden. Das ist eine sehr leichte Kost, die deinen Stoffwechsel nicht belastet und dabei hilft, dein Agni wieder zu stärken. Anregende Gewürze wie Zitrone und Ingwer können ebenfalls zu einem erhöhten Stoffwechsel beitragen. Dafür kannst du diese Zutaten ganz einfach in dein Wasser geben, um ihre Wirkung zu entfalten.

Zu guter Letzt ist ausreichend Bewegung wichtig, um dein Übergewicht zu regulieren. Versuche jeden Tag für etwa 15-30 Minuten Sport zu machen. Gerade Kapha-Typen können gerne intensivere Bewegungseinheiten in ihren Alltag integrieren, um ihr vorherrschendes träges Dosha wieder auszugleichen.

FÜR MEHR ACHTSAMKEIT IM LEBEN

Achtsamkeit bedeutet, jeden Moment bewusst wahrzunehmen und im Hier und Jetzt zu leben. Es geht darum jeder Situation offen zu begegnen, ohne sie zu bewerten. Im Jetzt zu leben heißt nicht, über die Vergangenheit oder über die Zukunft nachzudenken. Vielmehr sollte man jeden Moment bewusst genießen und annehmen. Alles, was passiert, prägt dich und lehrt dich Erfahrungen. Dabei spielt es keine Rolle, ob die Erfahrungen negativ oder positiv sind. Auch negative Erfahrungen prägen dich und machen dich zu dem Menschen, der du bist.

Es ist nur wichtig, dass du dich nicht an negative Erfahrungen oder Gedanken hängst. Sie gehören zwar zu dir, sollten dich aber nicht komplett einnehmen. Dadurch würdest du die Negativität in deinem Leben nähren. Du solltest lernen, aus jedem Moment etwas Positives zu ziehen. Je positiver du durch das Leben gehst, desto mehr positive Dinge in deinem Leben ziehst du an. Das ist das Gesetz der Anziehungskraft. Gleiches zieht Gleiches an. Widme deshalb deine Energie positiven Gedanken.

Achtsamkeit kann dir dabei helfen, das Leben positiver wahrzunehmen. Das ist wichtig, denn negative Gedanken schwächen uns. Sie schwächen unseren Geist und auch unseren Körper. Vielleicht kennst du auch das Gefühl, dass dir Stress auf den Magen schlägt. Das sind die negativen Energien, die einen viel größeren Einfluss auf unsere Gesundheit haben, als du vielleicht denkst. Sie schlagen sich in unserer Verdauung und unserem Immunsystem nieder. Gleichzeitig können sie mentale Blockaden aufbauen. Positive Energie hingegen stärkt unseren Körper und unsere Vitalität. Diese positive Lebensenergie nennt sich in der ayurvedischen Lehre Prana. Dieses Prana solltest du stets stärken, um Kraft daraus schöpfen zu können. Je mehr Prana du hast, desto glücklicher bist du.

Achtsamkeit entschleunigt unser Leben auf positive Weise. Wir können uns wieder besser entspannen und auf die wichtigen Dinge besinnen. Damit führt Achtsamkeit auch zu einem besseren Körpergefühl und zu einem gesünderen Lebensstil. Wir nehmen also nicht nur unsere Umgebung achtsamer wahr, sondern auch uns selbst.

Durch Achtsamkeit entsteht eine regelrechte Harmonie in uns, die sich auch auf unsere Doshas auswirkt. Je achtsamer wir durch das Leben gehen, desto ausbalancierter werden auch unsere Doshas sein. Auch unser Ama wird sich automatisch reduzieren, wenn wir beginnen, wieder achtsamer zu leben und mit einer positiven Grundhaltung durch das Leben zu gehen. Das ist wichtig, denn Ama beeinflusst unser Prana in negativer Weise. Je mehr Ama sich ansammelt, desto weniger kann die Lebensenergie in uns fließen. Dadurch werden wir gesundheitlich anfällig.

Achtsamkeit im Alltag kann dir helfen, wieder zu deinem Inneren Ich zurückzufinden und dich zu erden. Achtsamkeit wird dich aus deinem tiefsten Inneren heraus wieder glücklich machen. Denn nur du selbst kannst dich glücklich machen. Nichts und niemand anderes. Lasse also die positive Energie in dir fließen und gehe mit offenen Augen und offenem Herzen durch die Welt.

Eckhart Tolle sagte dazu einmal: „Wenn du die Berührung mit der Inneren Stille verlierst, verlierst du den Kontakt mit dir. Wenn du den Kontakt mit dir selbst verlierst, verlierst du dich in der Welt." Es ist also wichtig, dass du eine Verbindung zu deinem Inneren Ich aufbaust. Diese Verbindung kannst du am besten herstellen, wenn du ganz für dich allein bist, ohne irgendeine Ablenkung. Ein guter Weg, um eine Verbindung zu deinem Inneren herzustellen, ist die Meditation. Hier durchlebst du bewusst die Stille, die dich zu dir selbst führt.

Durch Meditation besinnst du dich vollkommen auf die Gegenwart und gehst tief in dich hinein. Achtsamkeit ist eine Form der Meditation und Meditation ist eine Form der Achtsamkeit. Wenn du noch nie meditiert hast, solltest du dies unbedingt einmal ausprobieren. Auch die Meditation ist ein wichtiger Bestandteil der ayurvedischen Lehre. Wir lernen, auf uns selbst zu hören und können die Zeit der Meditation nutzen, um uns zu entspannen und uns mit positiver Energie zu füllen.

Um die Meditation richtig zu erlernen und auch wertschätzen zu können, bedarf es einiger Zeit und viel Ausdauer. Gerade am Anfang fällt es schwer, jeden Tag zu meditieren und die Meditation in den Alltag einzubauen. Doch je regelmäßiger du meditierst, desto öfter wirst du das Bedürfnis danach haben. Meditation schenkt dir Kraft aus der Stille heraus und lässt dich viele Dinge klarer sehen. Du solltest also so regelmäßig wie möglich für mindestens 20 Minuten meditieren. Ob du lieber morgens oder abends meditierst, bleibt dir überlassen. Die morgendliche Meditation kann dir die nötige Energie und Motivation für den Tag liefern, sodass dir im Anschluss vieles leichter fallen wird. Die Meditation am Abend kann dir dabei helfen, besser zu entspannen und die Sorgen des Tages von dir zu schieben. Probiere einfach beide Varianten aus und spüre in dich hinein, was dir gut tut. Du kannst natürlich die Zeiten auch variieren oder zweimal meditieren. Höre einfach auf dein Gefühl.

Während der Meditation solltest du dich komplett entspannen und dich nicht zu sehr unter Druck setzen. Meditieren bedarf einiges an Übung. Verurteile dich also nicht dafür, dass Gedanken kommen und gehen. Viel wichtiger, als keine Gedanken zu haben, ist es, sich nicht an seine

Gedanken zu hängen, sondern sie ohne Wertung weiterziehen zu lassen. Diese Gelassenheit wird sich dann auch auf deinen Alltag übertragen. Auch hier wird es dir leichter fallen, negative Gedanken wieder loszulassen und in der Gegenwart zu leben.

Du kannst dich, um zu meditieren, entweder anleiten lassen oder komplett alleine für dich meditieren. Viele gute Meditationen lassen sich im Internet finden. Auch einige Podcasts bieten Meditationen an oder du entscheidest dich für eine Meditations-App. Hier musst du ein bisschen herumexperimentieren. Es gibt viele verschiedene Arten von Meditationen. Probiere einfach verschiedene Formen aus, damit du herausfindest, welche Art dir am besten gefällt. Wenn du alleine für dich meditierst, empfehle ich dir einen Wecker zu stellen, der dich zu der passenden Zeit wieder aus deiner Meditation herausholt. Wähle dabei einen sanften Weckton, der dich nicht erschreckt. Alternativ gibt es auch Apps mit einem Klangschalenton. Diese eignen sich besonders gut, da sie darauf ausgelegt sind, dich aus deiner Meditation zurückzuholen.

Eine andere Art, um Achtsamkeit in dein Leben zu integrieren, ist das Führen eines Dankbarkeitstagebuchs. Wenn du dir aufschreibst, wofür du alles dankbar in deinem Leben bist, konzentrierst du dich automatisch auf das Positive. Deine Probleme werden dir dadurch viel kleiner erscheinen und du wirst dein Leben wieder mehr wertschätzen. Schreibe dir dafür einfach jeden Tag 3 Dinge auf, für die du an diesem Tag dankbar warst. Vielleicht hast du was Tolles erlebt oder eine schöne Begegnung gehabt. Wenn nicht, kannst du dich auch an den kleinen Dingen erfreuen. Sei dankbar dafür, dass du gesund bist. Für deine Familie. Dein Haus oder auch nur für das Wetter. Sei dankbar dafür, dass du dir Zeit für dich selbst nimmst und dir etwas Gutes tust. Dein Prana wird sich automatisch steigern, indem du dich auf das in deinem Leben konzentrierst, wofür du dankbar bist.

Generell solltest du dich nur mit Menschen und Dingen in deinem Leben umgeben, die dir ein positives Gefühl geben. Sie sollten dich motivieren und inspirieren. Andererseits würdest du viel von deiner positiven Energie verlieren. Das merkst du zum Beispiel daran, wenn du dich mit bestimmten Menschen unterhältst und dich danach richtig erschöpft fühlst. Diese Menschen rauben dir deine Energie, die du danach erst einmal wieder aufladen musst. Halte dich davon so gut es geht fern. Wende dich lieber Positivem zu. Das Leben ist viel zu kostbar, um es mit Unnötigem zu verschwenden. Im besten Falle gehst du gestärkt mit einem Lächeln aus einem Gespräch heraus.

Im Umgang mit anderen Menschen solltest du auch dein Verhalten genauer beobachten. Versuche deinem Gegenüber bewusst zuzuhören. Stelle ihm viele Fragen und bewerte nicht, was er sagt. Oft teilen wir dem Anderen viel zu schnell unsere Meinung mit, obwohl er überhaupt nicht danach gefragt hat. Lerne zuzuhören. Daraus können sich tolle tiefgründige Gespräche entwickeln, die zuvor nicht möglich gewesen wären. Einfach, weil wir das Gespräch bewusst wahrnehmen und den anderen wertschätzen.

Baue so viele achtsame Momente in deinem Leben ein, wie es möglich ist. Taste dich langsam heran und lerne jedes Mal hinzu. Du kannst zum Beispiel das nächste Mal, wenn du im Stau stehst, den Moment bewusst wahrnehmen. Ärgere dich nicht darüber, denn du kannst die Situation eh nicht ändern. Nimm die Situation stattdessen an und atme langsam ein und wieder aus. Bewerte die Situation nicht. Lebe einfach in ihr. Das bedarf einiger Übung. Viele von uns neigen dazu, sich über Dinge aufzuregen, auf die sie keinen Einfluss haben. Doch das raubt uns nur unnötige Energie, die wir anders verwenden könnten. Je öfter du das übst, desto gelassener wirst du in vielen Momenten sein und desto glücklicher wirst du auch.

Beim Essen kannst du ebenfalls Achtsamkeit üben. Iss bewusst und ohne Ablenkung. Das einzige, was du tust, ist essen. Nimm deine Umgebung wahr, sieh dir dein Essen genau an. Was schmeckst du, wie fühlt es sich an? Kaue dein Essen bewusst. Das wird dir helfen, dein Essen zu genießen und den Effekt des Essens auf deinen Körper wahrzunehmen. Es ist pure Energie, die du zu dir nimmst. Wertschätze dein Essen.

Auch ein Spaziergang ist eine tolle Achtsamkeitsübung. Hier kannst du deinen Kopf frei machen und deine Gedanken einfach ziehen lassen. Konzentriere dich auf deine Umgebung. Nimm sie bewusst wahr. Beobachte deinen Atem und deinen Gang. Versuche sie in Einklang zu bringen. Entspanne dich und mache nichts anderes als gehen und atmen. Das wird deinen Kopf vollkommen klar werden lassen und du wirst dich danach befreit fühlen.

Achtsamkeit wird dein Leben bereichern und dich zu einem glücklicheren Menschen machen. Lerne das Leben und vor allem dich selbst lieben! Sei dankbar für alles, was du im Leben hast, und genieße jeden Moment!

Tipps für ein achtsameres Leben

> ➤ Nimm dir jeden Tag Zeit, um Achtsamkeit in deinen Alltag zu integrieren. Sei es beim Essen, beim Spaziergang oder auf dem Weg zur Arbeit.
> ➤ Beende noch heute deinen Tag mit einer kleinen Meditationseinheit. Begib dich auf eine neue Reise und lass deine Energie fließen!
> ➤ Nimm dir jetzt einen Zettel und schreibe dir 3 Dinge auf, für die du dankbar bist. Lerne dein Leben und dich selbst wertzuschätzen!

MIT BEWEGUNG ZU MEHR LEBENSENERGIE

In der ayurvedischen Lehre spielt Sport und körperliche Bewegung eine wichtige Rolle, um den Körper und Geist in Gleichgewicht zu halten. Bewegung und Entspannung sollte also in einem guten Gleichgewicht zueinander stehen. Das führt automatisch zu einem hohen Wohlbefinden und zu einem langen und gesunden Leben. Bewegung fördert die Verdauung, stärkt unser Immunsystem, gibt uns Kraft und Ausdauer, beugt dem Alterungsprozess vor und hilft natürlich beim Abnehmen.

In unserer heutigen Welt kommen wir kaum noch auf die empfohlene Schrittzahl. Unser Alltag besteht aus viel Sitzen und Arbeit am Computer. Dadurch sind wir kaum noch in Bewegung. Bewegung hat jedoch einen hohen Effekt auf unseren Körper und auch auf unsere Verdauung. Unsere Verdauung wird angeregt und kann dadurch reibungsloser funktionieren. Gerade Menschen, die sich nach dem Essen häufig unwohl fühlen oder unter Blähungen leiden, sollten zum Beispiel einen ausgiebigen Spaziergang nach dem Essen machen. Es lindert die Symptome merklich und du wirst dich viel leichter und besser danach fühlen.

Generell ist der Sport im Ayurveda eher moderat auszuführen. So moderat, dass man kaum anfängt zu schwitzen und nicht das Gefühl hat sich ausgepowert zu haben. Du solltest also während der Ausübung noch reden und locker atmen können. Große sportliche Anstrengungen gehören nicht in die Welt des Ayurveda. Du solltest nicht mehr als 50% deiner Leistung geben. Generell ist es besser jeden Tag kleine Sporteinheiten in den Alltag zu integrieren, als nur selten und dafür länger zu trainieren. 15 bis 30 Minuten täglich sind vollkommen ausreichend, um von den gesundheitlichen Vorteilen zu profitieren. Also perfekt für alle, die keine Zeit oder Lust haben, um sich jeden Tag zwei Stunden im Fitnessstudio zu verausgaben.

Was sind also leichte Sportarten, die in die Welt des Ayurveda gehören? Grundsätzlich ist jeder Sport geeignet, der nicht mit großer Anstrengung verbunden ist. Generell sind dies alle Sportarten, die leicht auszuführen sind. Es sollte eine gute Mischung aus leichtem Kraftsport, Ausdauer und Flexibilität sein.

Leichtes Wandern und der tägliche Spaziergang sind zum Beispiel tolle Möglichkeiten, um körperliche Betätigung in den Alltag einzubauen. Du kannst zum Beispiel jeden Tag nach dem Essen eine halbe Stunde lang zügig spazieren gehen. Durch das zügige Gehen powerst du deinen Körper nicht komplett aus, hast aber trotzdem einen großen Effekt auf deinen Körper, sodass du das Gefühl hast, „etwa getan zu haben". Als Richtwert kannst du gerne nehmen, dass du ungefähr 6000-8000 Schritte pro Tag gehen solltest.

Neben dem Spazierengehen eignet sich auch Schwimmen zur sportlichen Betätigung. Schwimmen ist zwar ein effektiver, aber ebenso ein sehr sanfter Sport. Es schont die Gelenke, fördert die Ausdauer und eine leichte Muskelstärkung. Im Gegensatz zum Spazierengehen ist Schwimmen mit mehr Aufwand verbunden. Es setzt voraus, dass man ein Schwimmbad in seiner Umgebung hat. Darüber hinaus, ist ein Schwimmbad immer mit Kosten verbunden. Daher könnte man Schwimmen ab und an in seine Sportroutine einbauen, den täglichen Fokus aber eher auf andere Sportarten lenken.

Radfahren ist ebenfalls eine tolle Möglichkeit, um Sport in deinen Alltag einzubauen. Vielleicht kannst du deinen täglichen Weg zur Arbeit regelmäßig mit dem Fahrrad zurücklegen. So kommst du auf die empfohlene tägliche Dosis an Bewegung und verlierst zudem kaum zusätzliche Zeit. Radfahren fördert die Ausdauer und gibt dir gleichzeitig viel Kraft.

Joggen eignet sich ebenfalls als Sporteinheit, wenn man es langsam angeht. Auch Joggen fördert die Kraft und Ausdauer. Du solltest aber darauf achten, dass dein Puls nicht zu hoch geht und du dich noch locker unterhalten kannst. Passe also dein Tempo deinem Körper an. Auch das Laufen kannst du wunderbar in deinen Alltag einbauen. Du könntest zum Beispiel jeden Tag nach dem Aufstehen eine kurze Runde von 15 Minuten laufen und danach unter die Dusche springen und deinem weiteren Alltag nachgehen. 15 Minuten laufen kostet wenig Zeit am Morgen und du beginnst den Tag direkt mit neuer Energie und Motivation.

Grundsätzlich sollte Sport immer Spaß machen. Nur wenn Sport Spaß macht, führt man ihn auch regelmäßig aus und bleibt motiviert. Daher ist es wichtig, dass du den für dich richtigen Sport findest. Jeder Mensch hat andere Vorlieben und Interessen, denen man unbedingt nachgehen sollte. Such dir also einen Sport, der dir persönlich gefällt. Damit kannst du einen Ausgleich zu deinem Alltag schaffen. Das befriedigt nicht nur deinen Körper, sondern auch deinen Geist. Sport macht den Kopf frei, man kann sich besser konzentrieren und frisch und gestärkt seinem Alltag nachgehen. Wie wir wissen, besteht Ayurveda immer aus Gegensätzen, die in einer Art Balance zueinander stehen sollten. So steht es auch mit Entspannung und Anspannung. Nur nach einer Anstrengung kann der Körper richtig entspannen. Wenn wir nur entspannen würden, würden wir träge werden. Bei einem Übermaß an Kapha ist das Risiko besonders hoch. Wir werden nicht nur körperlich träge, sondern auch träge in unserem Kopf. Ein sportlicher Ausgleich ist deshalb unerlässlich für einen gesunden Körper und einen wachen Geist. Während der Bewegung werden Glückshormone in unserem Körper ausgeschüttet, die uns ein Gefühl von innerer Zufriedenheit geben. Gleichzeitig wird unsere Konzentration gesteigert. Wenn du jedoch krank bist oder dich erschöpft fühlst, solltest du auf Sport verzichten und deinem Körper die nötige Zeit geben, um sich zu erholen.

Die wichtigste Sportart im Ayurveda ist Yoga. Yoga ist eine Form von Gymnastik, konzentriert sich bei der Ausführung aber besonders auf die Verbindung zwischen Körper und Geist. Durch Yoga lernen wir im Jetzt zu leben und uns zu entspannen. Es ist also nicht nur eine Form von Bewegung, sondern auch eine Form der Achtsamkeit. Durch spezielle Atemtechniken, die mit den einzelnen Übungen verknüpft werden, kannst du deine Sorgen vergessen und dich voll und ganz auf dich selbst konzentrieren. Du verbindest dich währenddessen mit deinem inneren Ich, lernst dich selbst anzunehmen und wieder mehr auf deinen Körper zu hören.

„Yoga is the journey of the self, through the self, to the self." (The Bhagavad Gita)

Yoga ist eine Kombination aus dynamischen und statischen Asanas und langsamen Flows. Asanas sind die einzelnen Positionen und Figuren im Yoga. Ein Flow ist die Abfolge der Asanas hintereinander. Die dynamischen Übungen dienen dazu den

Stoffwechsel anzuregen und dich mit der nötigen Energie zu versorgen. Statische Asanas geben dir Kraft und trainieren deine Stabilität und Balance. Die langsamen Flows helfen dir, die Übungen mit deinem Atem zu verbinden und dich so besser entspannen zu können.

Wenn du mit der Welt des Yogas noch nicht vertraut bist, rate ich dir wenigstens ein paar Mal zu einem Yoga-Kurs zu gehen. Damit beugst du Verletzungen vor, die entstehen können, wenn du die Übungen falsch ausführst. So kann dein Yoga-Lehrer Verbesserungen in deiner Ausführung vornehmen und dich anleiten. Wenn du die Grundpositionen sicher ausführen kannst, spricht nichts dagegen, wenn du von nun an Yoga zu Hause für dich alleine machst. Manche bevorzugen die Privatsphäre beim Yoga, andere praktizieren Yoga lieber in der Gruppe. Das liegt an deinen persönlichen Vorlieben.

Wenn du noch nicht so erfahren bist, empfehle ich dir, dich weiterhin von anderen Yogis anleiten zu lassen, wenn du alleine zu Hause oder auch in der Natur Yoga machst. So kannst du dich voll und ganz auf die Ausführung, deinen Atem und dich selbst konzentrieren. Andernfalls wärst du wahrscheinlich zu sehr damit beschäftigt zu überlegen, welche Figur du als nächstes machen könntest und würdest damit deinen Flow verlieren. Es gibt viele Yoga DVDs oder auch YouTube Videos, die du dir gerne anschauen kannst. Wenn du bestimmte Sequenzen verinnerlicht hast, kannst du natürlich auch ohne Anleitung Yoga praktizieren und die Stille genießen.

Yoga ist generell für jeden Menschen geeignet. Es spielt keine Rolle, ob du sportlich bist oder bisher nur sehr selten Sport gemacht hast. Für jede Figur gibt es eine leichtere Variante. Beim Yoga geht es nicht um Perfektionismus oder darum, sich komplett verbiegen zu können. Es geht um die Reise zu dir selbst und den Einklang von Körper und Geist. Also lass dich nicht entmutigen, wenn du einige Positionen am Anfang nicht machen kannst. Gib dir Zeit. Irgendwann wirst du es schaffen. Genieße einfach den Weg bis dahin.

Um die Yogaeinheit abzuschließen, gibt es an jedem Ende eine kleine Schlussentspannung. Diese Schlussentspannung nennt sich Shavasana. Sie ist quasi eine Art Meditation und Achtsamkeitsübung, bei der du all deine Gedanken loslässt und dich vollkommen entspannt und frei fühlen kannst. Während des Shavasana liegt man auf dem Rücken, die Arme liegen locker neben dem Körper. Um besser zu entspannen, sind die Augen geschlossen und der Atem sollte ruhig einem sanften Rhythmus folgen. Vielen Menschen fällt es schwer, komplett loszulassen und sich vollkommen zu entspannen. Es gibt einige Punkte, an denen man sich unbewusst festhalten kann. Daher ist es von Vorteil sich auch bei der Schlussentspannung anleiten zu lassen. Ein beliebter Punkt ist zum Beispiel zwischen den Augenbrauen. Erst wenn wir ihn bewusst entspannen, bemerken wir, dass wir ihn zuvor angespannt haben. Mit der Zeit wird unser Körper immer schwerer, unsere Hände und oftmals auch der Mund öffnen sich sanft. Unsere Gedanken ziehen nun dahin und wir kommen in eine Art Trance, die zwischen Wachsein und Schlaf liegt. Wenn du es nicht schaffst, deine Gedanken loszulassen, versuch sie einfach von dir zu schieben, dich auf deinen Atem zu konzentrieren, und vor allem: Verurteile nicht dafür! Es ist ganz normal, dass man sich nicht von Anfang an komplett fallen lassen kann. Bewerte deine Gedanken nicht, sondern lass sie einfach deine Gedanken sein. Du wirst es irgendwann schaffen. Nach dem Shavasana wirst du dich wie ein neuer Mensch fühlen, deine Gedanken sind klar und dein Körper erholt.

Zu welcher Tageszeit du Yoga praktizierst, bleibt dir selbst überlassen. Einige machen Yoga lieber morgens, andere lieber am Abend. Wenn du Yoga lieber morgens machst, kannst du damit deinen Körper wunderbar aufwecken und ihn für den kommenden Tag vorbereiten. Dein Körper wird energetisiert, was dir unglaublich viel Kraft schenken wird. Yoga am Abend eignet sich wunderbar, um nach einem anstrengenden Tag wieder herunterzukommen und sich zu entspannen. Du kannst all deine Sorgen loslassen und dich voll und ganz auf dich konzentrieren. Besonders, wenn du zu Schlafstörungen neigst, eignet sich das abendliche Yogaritual wunderbar, um diesen entgegenzuwirken.

Für jedes Dosha eignen sich verschiedene Varianten des Yogas besonders gut.

Wenn du ein Vata-Typ bist, solltest du dich auf statische Asanas konzentrieren. Diese geben dir besonders viel Kraft und bieten dir die nötige Stabilität, die Vata-Typen besonders brauchen. Auch fördern statische Asanas die Entspannung. Das beruhigt nicht nur deinen Körper, sondern auch deinen Geist, da Vata-Typen zu einem unruhigen Geist tendieren und sich viele Gedanken machen. Besonders die Schlussentspannung Shavasana ist für ein vorherrschendes Vata wichtig. Dadurch können sich der gesamte Körper sowie der Geist komplett entspannen und Ängste gelöst werden.

Bist du eher der Pitta-Typ empfehle ich dir eine gesunde Mischung aus allen Varianten der Asanas. Du solltest also Dynamik und Statik sowie verschiedene Flows in deine Yogaeinheit integrieren. So schaffst du eine Balance, die deinen Körper und Geist zwar anregen, aber gleichzeitig entspannen. Yoga für Pitta ist also eine Kombination aus Kraft, Ausdauer, Dynamik sowie Entspannung und Erholung.

Für Kapha-Typen ist dynamisches Yoga besonders zu empfehlen. Da sie zu einer gewissen Trägheit neigen, sollte ein Ausgleich durch besonders dynamische Übungen geschaffen werden. Dadurch wird ihr Körper und Geist geweckt und energetisiert. Das verschafft ihnen mehr Antrieb im Alltag und steigert die Motivation.

Ich bin mir sicher, du wirst Yoga lieben lernen, wenn du es einmal ausprobierst. Es ist eine tolle Möglichkeit, um sich mit seinem Inneren zu verbinden, den Kopf frei zu bekommen und sich mit neuer Energie zu füllen.

Tipps für mehr Bewegung im Alltag

> - Faustregel: 15-30 Minuten Sport täglich mit 50% Leistung!
> - Gehe täglich nach dem Essen eine kleine Runde spazieren, um deine Verdauung zu fördern!
> - Fahre mit dem Fahrrad zur Arbeit. Das tut nicht nur dir, sondern auch der Umwelt gut!
> - Gehe morgens vor der Arbeit für 15 Minuten laufen und schenke dir eine Extra-Portion Power für den Tag!
> - Baue Yoga in deine Routine ein. Damit steigerst du deine Flexibilität, Kraft und lernst dich zu entspannen und zu erden!

DEINE HEILSAME
MORGENROUTINE

Die meisten erfolgreichen und glücklichen Menschen haben eine bestimmte Morgenroutine, die sie jeden Tag verfolgen. Sie haben bestimmte Rituale, die ihnen helfen positiv in den Tag zu starten. Diese Rituale geben ihnen eine gewisse Stabilität und Struktur. Daher profitieren besonders Vata-Typen von einer Morgenroutine. Doch auch für Pitta und Kapha kann eine Routine am Morgen hilfreich sein. Die Zeit am Morgen ist die Zeit, die wir ganz allein für uns nutzen können. Damit können wir uns erden und entspannen und mit Energie in den Tag gehen.

Eine Morgenroutine ist immer individuell. Jeder Mensch hat andere Bedürfnisse am Morgen. Die einen sind energiegeladen und wollen den Tag sofort anpacken, andere brauchen etwas länger, um in den Gang zu kommen. Daher solltest du immer auf deine Bedürfnisse hören und die Rituale verfolgen, die dir gut tun. Kapha-Typen zum Beispiel brauchen gewöhnlich etwas länger am Morgen, um aufzustehen. Pitta-Typen hingegen sind voller Energie. Egal, welcher Typ du bist - jeder profitiert von einer ayurvedischen Morgenroutine.

Es gibt einige grundsätzliche Rituale in der ayurvedischen Lehre, die man morgens befolgen sollte, um ein gesundes und glückliches Leben zu führen. Dabei musst du nicht jedes Ritual in deine Morgenroutine einbauen. Such dir einfach die Rituale aus, die gut zu dir passen und die du mit Spaß in deinen Alltag integrieren kannst. Jedes Ritual ist dabei besonders passend für ein Dosha. Daran kannst du dich für dein vorherrschendes Dosha orientieren. Es ist darauf ausgerichtet, dein Dosha wieder auszubalancieren und dein Wohlbefinden zu steigern.

Die ayurvedische Morgenroutine startet relativ früh. Es ist empfehlenswert, bis 6 Uhr morgens aufzustehen, da sich der Körper während dieser Zeit in der Vata-Phase befindet. Diese Phase hilft uns, besser aufstehen zu können. Nach 6 Uhr startet die Kapha-Phase und wir werden träge. Das bedeutet, während dieser Zeit fällt es uns nicht mehr so leicht aufzustehen. Versuche daher deinen Wecker auf spätesten 6 Uhr zustellen. Dies sollte für die meisten Menschen im Rahmen des möglichen liegen und mit der Arbeit zu vereinbaren sein. Wenn du Schichtdienst hast, ist das auch kein Problem. Dann passt du die Uhrzeit einfach an, auch wenn du dann nicht von der Vata-Phase profitieren kannst.

Das erste Ritual der Morgenroutine ist ein Glas warmes Wasser. Warmes Wasser ist besonders wohltuend, da es wärmt und unseren Organismus nicht so sehr belastet wie kaltes Wasser. Es ist also sehr viel bekömmlicher. Gleichzeitig regt es unsere

Verdauung und unseren Stoffwechsel an. Besonders Menschen, die unter Verdauungsstörungen leiden, profitieren von diesem Ritual. Gerne kannst du noch etwas Zitrone, Kurkuma oder Ingwer in dein Wasser geben. Diese Zugaben sind nicht nur gesund, sondern versorgen uns mit zusätzlicher Energie. Für Vata-Typen ist das warme Glas Wasser am Morgen besonders wohltuend. Da sie eher kühle Typen sind, gibt ihnen das Wasser die nötige Wärme und Entspannung.

Der nächste Schritt in der Morgenroutine ist das Zungenschaben. Die Mundhygiene ist in der ayurvedischen Lehre ein sehr wichtiges Ritual. Das Zungenschaben ist der erste Schritt der Mundhygiene. Beim Zungenschaben wird die Zunge von Ablagerungen befreit, die sich über Nacht abgelagert haben. Diese Ablagerungen sind Rückstände von Ama. Durch das Entfernen der Rückstände wird der Körper entschlackt. Nebenbei sorgt das Zungenschaben für einen besseren Atem, da schlechte Bakterien, die für Mundgeruch sorgen können, entfernt werden. Für das Zungenschaben gibt es spezielle Zungenschaber. Wenn du keinen Zungenschaber hast, kannst du auch gerne einen Teelöffel nehmen, um die Ablagerungen zu entfernen. Beginne immer am hinteren Teil deiner Zunge und ziehe den Schaber dann vorsichtig nach vorne zur Zungenspitze.

Das nächste Ritual der Morgenroutine ist das Öl

ziehen. Durch das Öl ziehen werden Toxine, die sich in deinem Mundraum ansammeln, eingefangen und anschließend beseitigt. Es wirkt nicht nur reinigend, sondern auch entzündungshemmend. Ganz nebenbei sorgt es für einen besseren Atem, da die Bakterien, die sich angesammelt haben, ausgespült werden. Es baut damit auf das Zungenschaben auf und sorgt für eine gute Mundhygiene. Für das Öl ziehen solltest du ungefähr einen Esslöffel Öl in den Mund nehmen und zwischen deinen Zähnen hin und herziehen. Im Prinzip eignen sich alle Öle zum Öl ziehen. Ich empfehle dir, Öle zu nehmen, die nicht zu geschmacksintensiv sind. Gerade für Anfänger kann das Öl ziehen sehr ungewohnt sein. Starte am besten mit Kokosöl. Das hat einen milden und angenehmen Geschmack. Auch an die Menge des Öls solltest du dich langsam herantasten. Beginne erst einmal mit weniger Öl und steigere die Menge, wenn du dich damit wohlfühlst. Du solltest das Öl für 10 bis 20 Minuten in deinem Mund bewegen. Danach spuckst du es in ein Tuch oder direkt in den Mülleimer. Damit verhinderst du, dass die Toxine in den Abfluss gelangen.

Nach dem Öl ziehen folgt der letzte Schritt in der Mundhygiene. Der letzte Schritt ist das Zähne putzen. Hier werden alle Reste im Mundraum vom Zungenschaben und Öl ziehen entfernt. Das Zähne putzen sollte unbedingt direkt nach dem Öl ziehen erfolgen, damit dein Mund von allen restlichen Toxinen befreit wird. Besonders Pitta-Typen profitieren von einer ausgiebigen Mundhygiene. Sie sollten diese also nach Möglichkeit als festen Bestandteil in ihre Morgenroutine einbauen.

Wir bleiben direkt im Badezimmer und machen jetzt eine reinigende Nasenspülung. Durch die Nasenspülung wird die Nase von überflüssigem Schleim befreit. Danach lässt es sich wieder viel leichter atmen und wir fühlen uns regelrecht befreit. Besonders Kapha-Typen profitieren von einer regelmäßigen Nasenspülung, da sie zur Schleimbildung neigen. Für die Nasenspülung wird eine Salzwasserlösung hergestellt, die einfach aus warmen Wasser und Salz besteht. Mit Hilfe eines Nasenspülers wird diese Lösung anschließend von einem Nasenloch durch das andere geschleust. Unsere Nasenschleimhäute sind dadurch stets gut durchfeuchtet, was gerade in der kälteren Jahreszeit von Vorteil ist. So kannst du nämlich auf natürliche Weise Erkältungen vorbeugen.

Der nächste Teil der Morgenroutine besteht aus einer kleinen Einheit Yoga. Yoga am Morgen ist besonders energetisierend und gibt dir Kraft für den folgenden Tag. Dein Körper wird regelrecht aufgeweckt und du bist voller Motivation. Während der Yogaeinheit kannst du dich komplett auf dich konzentrieren und dich erden. Dadurch wird dir der Alltag viel leichter fallen. Gleichzeitig hast du damit schon einen Teil deiner täglichen Bewegungsroutine in den Morgen mit eingebaut. Besonders Kapha-Typen profitieren von einer morgendlichen Yogapraxis. Dadurch wird ihr Körper aufgeweckt, der besonders morgens eher träge ist und nur schlecht in Gang kommt.

Der letzte Schritt der ayurvedischen Morgenroutine ist die Selbstmassage, Abhyanga genannt. Hierbei massierst du selbst deinen ganzen Körper mit Öl und regst damit deine Durchblutung an. Das gibt dir noch einmal eine Extra-Portion Energie, die dich aufweckt. Gleichzeitig kannst du dabei wunderbar entspannen und dir eine kleine Auszeit gönnen, bevor der Tag richtig startet. Für die Massage nimmst du ein Öl deiner Wahl in die Hände und verteilst es auf deinen Körper. Beginne bei deinem Kopf und arbeite dich dann deinen Körper runter. Den Kopf, Schulter und Nackenbereich solltest du mit kreisenden Bewegungen massieren. Der Brust- und Bauchbereich wird ebenfalls mit sanften Kreisen massiert. Die Beine und Arme massierst du entlang deiner Knochen. Deine Füße solltest du ebenfalls sanft massieren. Nach deiner Selbstmassage solltest du das Öl noch 20 Minuten einwirken lassen. Dadurch wird deine Haut wunderbar gepflegt.

Diese Selbstmassage kannst du wunderbar mit einer kleinen Meditation kombinieren, während das Öl einwirkt. Nimm dir die Zeit für dich selbst. In unserem stressigen Alltag ist es wichtig, dass wir uns kleine Auszeiten nehmen und uns nur um uns kümmern. Nur so können wir neue Kraft tanken und mit neuer Energie durchstarten. Nach der

Einwirkzeit wird das Öl unter der Dusche heruntergewaschen. Benutze dazu aber keine Seife, da du sonst die positiven Eigenschaften des Öls komplett wegwaschen würdest.

Natürlich musst du nicht sofort alles in deine neue Morgenroutine einbauen. Probiere die einzelnen Schritte einfach einmal aus und schaue, was davon am besten zu dir passt und was du einfach ohne großen Stress umsetzen kannst. Auch die Morgenroutine sollte dir Spaß bereiten und deinen Morgen bereichern, anstatt dich unter Druck zu setzen. Versuche zu Beginn also einfach einmal 30 Minuten früher aufzustehen und ein paar Schritte der Morgenroutine umzusetzen. Wenn es gut funktioniert, kannst du gerne weitere Schritte umsetzen. Die Morgenroutine ist dadurch variabel und individuell umsetzbar. Achte darauf, dass du während der Routine nicht unnötig gestört wirst. Du solltest also nicht vom Handy, Emails oder dem Radio abgelenkt werden. Fokussiere dich komplett auf dich selbst und genieße die Zeit, die du dir selber schenkst.

Wenn du Kinder hast, kann sich die Umsetzung manchmal als schwierig erweisen. Einfacher ist es natürlich, wenn deine Kinder schon so groß sind, dass sie ihren eigenen Aufsteh-Rhythmus haben. So kannst du deine Morgenroutine verfolgen, bevor deine Kinder aufstehen. Sind deine Kinder noch kleiner und haben keinen festen Rhythmus, versuche einfach einzelne Schritte deiner

Morgenroutine umzusetzen, wie zum Beispiel das warme Glas Wasser am Morgen oder die ausgiebige Mundhygiene. Das nimmt nicht allzu viel Zeit in Anspruch und lässt sich auch wunderbar mit Kind vereinbaren.

Das Frühstück ist in der ayurvedischen Lehre ebenfalls ein wichtiger Bestandteil deines Morgens. Es gibt dir Energie für den Tag. Auf ein schwer verdauliches Frühstück solltest du allerdings verzichten. Brot oder das obligatorische Müsli eignen sich daher eher weniger. Dein Frühstück sollte deine Verdauung nicht zu sehr belasten, da dir ansonsten die Energie wieder entzogen wird. Da du generell nach Möglichkeit nur warme Speisen zu dir nehmen solltest, gilt dies natürlich auch für das Frühstück. Also versuche einmal dein Müsli mit Milch gegen ein warmes Porridge einzutauschen. Das hält dich warm, satt und belastet deinen Stoffwechsel nicht zu sehr. Garniere deinen Haferbrei noch mit ein paar leichten Früchten sowie wohltuenden Gewürzen wie zum Beispiel Zimt, Kardamom, Fenchel und Nelken. Versuche bei deinem Frühstück auf Milchprodukte zu verzichten und ersetze sie lieber durch pflanzliche Alternativen wie zum Beispiel Hafermilch.

Auch, wenn du ein leichtes Frühstück zu dir nimmst, solltest du nicht zu viel essen. Das belastet deinen Stoffwechsel nur unnötig. Du solltest ein leicht gesättigtes Gefühl haben. Dein Körper sagt dir immer ganz genau, was und wie viel er wirklich braucht. Lerne auf deinen Körper zu hören und seine Bedürfnisse zu stillen. Wenn du einmal keinen Hunger haben solltest, ist das auch vollkommen in Ordnung. Dann nimmst du deine erste Mahlzeit des Tages erst später zu dir. Du solltest dich nicht zum Essen zwingen, nur weil es die „richtige" Zeit zum Essen ist. Wenn dein Körper Nahrung braucht, teilt er es dir mit.

Während des Frühstücks solltest du bewusst essen und dich nicht zu sehr von anderen Dingen ablenken lassen. Damit unterstützt du deinen Stoffwechsel. Du verhinderst, dass du zu viel Luft beim Essen schluckst oder dass dein Körper zu sehr gestresst wird. Deswegen solltest du es auch vermeiden zu essen, wenn du unter Druck stehst. Dadurch würdest du dein Ama fördern und dein Verdauungsfeuer schwächen. Sieh das Essen vielmehr als eine Phase der Entspannung an, die deinen Körper kräftigt.

Tipps für die ayurvedische Morgenroutine

> Erstelle dir einen Plan, wann du aufstehen und welche Schritte du ausprobieren möchtest. Diesen Plan variierst du dann so lange, bis du die perfekte Morgenroutine für dich gefunden hast.

> Genieße die Zeit am Morgen, die du ganz für dich hast. So schöpfst du neue Energie, die du mit in den Tag nehmen kannst.

> Du musst nicht super früh für deine neue Morgenroutine aufstehen. Versuche bis 6 Uhr aufzustehen. Alternativ stelle deinen Wecker für den Anfang einfach 30 Minuten früher und taste dich so langsam an eine neue Uhrzeit heran.

> Nimm ein leichtes, warmes Frühstück zu dir und schenke deinem Körper neue Kraft!

> Setze dich nicht zu sehr unter Druck. Wenn es Tage gibt, an denen du deine Morgenroutine nicht umsetzen kannst, ist das nicht dramatisch. Verfolge sie einfach so regelmäßig wie möglich. Schon bald wirst du deine Morgenroutine schätzen lernen und sie nicht mehr missen möchten!

DIE SCHÖNHEITSGEHEIMNISSE DES AYURVEDA

In der ayurvedischen Lehre steht auch die Schönheit für die Einheit von Körper und Geist. Im Sanskrit bedeutet Schönheit Saundarya. Saundarya ist nicht nur ein Ausdruck von äußerlicher Schönheit, sondern auch von innerer Schönheit. Schönheit kommt laut der ayurvedischen Lehre immer zuerst von innen. Sie zeigt sich in der Ausstrahlung eines jeden Menschen. Dabei gibt es kein einheitliches Schönheitsideal. Jeder, der Liebe und positive Energie ausstrahlt, ist schön. Eine positive Grundhaltung ist also essentiell für innere und äußere Schönheit.

Um diese innere Schönheit zu erlangen, spielt die eigene Lebensweise eine große Rolle. Also wie gehen wir mit unserem Körper und mit unserem Geist um. Einen wesentlichen Anteil an unsere Schönheit hat die Ernährung. Wenn wir uns ayurvedisch ernähren, wertschätzen wir ihn mit den Nährstoffen, die er braucht. Dadurch fühlen wir uns automatisch wohl in unserem Körper. Dieses Wohlgefühl strahlt er dann auch aus.

Aber auch ein gutes Gleichgewicht zwischen Bewegung und Entspannung sind von Bedeutung. Es ist wichtig, dass wir uns Auszeiten nehmen und uns um uns selbst kümmern. So können wir uns erden und uns selbst lieben lernen. Mit ausreichend Bewegung kräftigen und formen wir unseren Körper. Ein wohlgeformter und gesunder Körper zeigt an, dass wir gut mit uns selber umgehen, was wir dann wiederum ausstrahlen können. Dabei geht es nicht darum besonders dünn zu sein. Vielmehr müssen wir ein für uns gesundes Gewicht finden, bei dem wir uns wohlfühlen. Ein zu dünner Körper ist genauso ungesund wie ein stark übergewichtiger Körper. Daher müssen wir eine gute Mitte finden, die wir mit der richtigen ayurvedischen Ernährung und Bewegung auch automatisch erreichen.

In der ayurvedischen Schönheitspflege werden ausschließlich natürliche Produkte verwendet. Die ayurvedische Schönheitspflege gehört demnach der Naturkosmetik an. Die Zutaten bestehen aus sehr hochwertigen Ölen, die mit weiteren ätherischen Zusätzen versehen werden. Auch Heilpflanzen und Kräuter werden häufig verwendet, um die Kosmetik positiv anzureichern. Zudem sind die Produkte frei von jeglichen künstlichen Farb- sowie Duftstoffen. Damit ist sie auch für Allergiker, die auf herkömmliche Stoffe reagieren, wunderbar geeignet.

Jede Pflege ist auf dein vorherrschendes Dosha abgestimmt. Du verwendest also nur Kosmetik, die auf deine Bedürfnisse zugeschnitten ist. Jedes Dosha ist auch in deiner Haut- und Haarbeschaffenheit erkennbar. Vata-Typen haben eher trockenes Haar, das viel Feuchtigkeit benötigt.

Auch ihre Haut ist trocken und rau und profitiert von Feuchtigkeit und Ölen. Pitta-Typen haben sehr feines Haar. Ihre Haut neigt zu Rötungen und Entzündungen sowie zu Unreinheiten. Kapha-Typen hingegen haben sehr dickes und schnell fettendes Haar. Auch ihre Haut ist leicht fettig und hat einen guten Feuchtigkeitshaushalt.

Die ayurvedische Gesichtspflege besteht aus 6 grundlegenden Schritten:
Schritt 1: Reinigung
Schritt 2: Gesichtsmassage
Schritt 3: Dampfbad
Schritt 4: Gesichtsmaske
Schritt 5: Toner
Schritt 6: Gesichtscreme

Dieses Gesichtspflegeritual ist sehr umfangreich und nur schwer in den täglichen Alltag zu integrieren. Daher solltest du dich zur täglichen Pflege auf die Basis der Gesichtspflege konzentrieren. Das komplette Programm kannst du dann zum Beispiel einmal die Woche machen. Dies kannst du dann als kleine Auszeit und Entspannungseinheit ansehen. Tue deinem Körper und deiner Seele etwas Gutes, indem du sie verwöhnst. Für das tägliche Ritual reichen die Reinigung, der Toner und die Gesichtscreme vollkommen aus.

Die Reinigung sollte stets auf einer Ölbasis durchgeführt werden. Für die Reinigung kannst du beispielsweise einfach ein Öl deiner Wahl nehmen. Dies kannst du wunderbar mit einer kurzen Gesichtsmassage verbinden, während du das Öl auf deinem Gesicht verteilst.

Für Vata-Typen eignen sich zum Beispiel Sesam-, Mandel- oder Avocadoöl. Pitta-Typen sollten zu Mandel-, Kokos- oder Olivenöl greifen. Um die fettige Haut der Kapha-Typen auszugleichen, empfehlen sich eher trockene Öle wie Traubenkern-, Distel- und Mandelöl.

Wasche nach der Reinigung das Öl von deinem Gesicht herunter. Verzichte weitestgehend auf Seifen. Diese sind relativ aggressiv für deine Haut und würde die pflegenden Eigenschaften des Öls zunichtemachen. Wenn du dennoch eine Seife verwenden möchtest, verwende nach Möglichkeit eine besonders milde Seife, die deinen Säureschutzmantel nicht zu stark angreift.

Eine weitere tolle und pflegende Möglichkeit, um deine Haut zu reinigen, ist auf der Basis von Milch und Honig. Diesen Reiniger kannst du kinderleicht selber herstellen. Löse dafür einfach etwas Honig in ein wenig warmer Milch. Daraus entsteht eine samtige Flüssigkeit, mit der du nun dein Gesicht waschen kannst. Ein späteres Abspülen ist nicht nötig. So kann deine Haut am besten auf die positiven Effekte der Milch und des Honigs reagieren. Diese Reinigung eignet sich für alle Dosha-Typen und ist damit ein wahres Allround-Talent, da sie deine Haut wieder ins Gleichgewicht bringt.

Einen Toner solltest du verwenden, um dein Gesicht mit einer Extraportion Feuchtigkeit zu versorgen. Zudem bereitet ein Toner dein Gesicht auf die weitere Pflege vor. Deine Gesichtscreme kann danach von deiner Haut viel besser aufgenommen werden und ihre volle Wirkung entfalten. Als Toner kannst du natürliche Produkte wie Rosenwasser oder auch Hamameliswasser verwenden. Sie beruhigen deine Haut auf natürliche Weise. Achte beim Kauf auf die Reinheit der Produkte. Sie sollten nicht mit unnötigen Zusatzstoffen versehen sein.

Bei der Suche nach einer geeigneten Gesichtscreme solltest du dich an deinem Dosha und den Eigenschaften deiner Haut orientieren. Es gibt viele Produkte, die perfekt auf die Bedürfnisse deiner Haut abgestimmt sind und nach ayurvedischer Formel hergestellt werden. Wenn du keine Extra-Creme verwenden möchtest, kannst du deine Haut auch wunderbar mit Ölen pflegen und diese als Cremeersatz nehmen. Dafür kannst du zum Beispiel zunächst deine Haut mit Milch und Honig reinigen und anschließend eine kleine Gesichtsmassage mit deinem Öl machen. Die Öle machen deine Haut zart und weich und wirken sehr pflegend.

Das Dampfbad solltest du zwar regelmäßig machen, um dein Gesicht von jeglichem Schmutz zu befreien, jedoch nicht öfter als einmal die Woche. Dampfbäder versorgen zwar auf der einen Seite deine Haut mit Feuchtigkeit, können es aber auf der anderen Seite bei einer zu häufigen Anwendung austrocknen. Besonders Vata-Typen, die generell schon zu einer trockenen Haut tendieren, sollten Dampfbäder nur sparsam dosieren. Am besten ist hier ein Rhythmus von 2 Wochen.

Für das Dampfbad erhitzt du einfach Wasser und gibst es danach in eine große Schüssel. Beuge dich mit deinem Gesicht über die Schüssel mit dem heißen Wasser und lege ein Handtuch über deinen Kopf. Verbleibe in dieser Haltung für etwa 10 bis 15 Minuten und genieße die Stille und wohltuende Wärme auf deinem Gesicht. Gerne kannst du deinem Wasser auch noch ein paar Kräuter hinzufügen, um den wohltuenden Effekt auf deine Haut zu verstärken.

Für Vata-Typen eignen sich die Kräuter Kamille, Lavendel und Rose. Pitta-Typen profitieren von den positiven Eigenschaften von Löwenzahnwurzeln, Süßholz sowie Zitronengras. Um die Haut von Kapha-Typen zu beruhigen, sind Hamamelis, und Fenchel zu empfehlen.

Gesichtsmasken sind ebenfalls ein besonderes Verwöhnprogramm für deine Haut. Du solltest sie regelmäßig anwenden, um deine Haut mit zusätzlicher Pflege zu bereichern. Du versorgst sie mit weiterer Feuchtigkeit, was sie zart und geschmeidig machen wird. Gleichzeitig kann eine Maske die Talgproduktion regulieren. Eine passende Maske, die für alle Doshas geeignet ist, ist eine Heilerde Maske. Diese beruhigt und reinigt deine Haut auf sehr sanfte Weise. Du kannst sie problemlos selber zu Hause herstellen.

Mixe dafür einfach ein wenig Heilerde mit Aloe-Vera oder gereinigtes Wasser und verfeinere die Paste mit ein wenig Honig. Honig wirkt entzündungshemmend und ist besonders für problematische Haut empfehlenswert. Gleichzeitig macht der Honig deine Haut wieder wunderbar geschmeidig. Aloe-Vera versorgt deine Haut mit ausreichend Feuchtigkeit, während die Heilerde reinigend wirkt.

DIE WERTVOLLSTEN TIPPS FÜR MEHR AYURVEDA IN DEINEM LEBEN

> Bringe deinen Körper und Geist in Einklang, indem du dein Leben ausgleichend gestaltest. Dadurch bleibst du langfristig gesund und kannst Krankheiten vorbeugen.

> Bewege dich jeden Tag für mindestens 15 Minuten, aber verausgabe dich dabei nicht komplett. Praktiziere zum Beispiel Yoga, mach längere Spaziergänge oder fahre mit dem Rad zur Arbeit.

> Baue genügend Phasen der Entspannung in deinen Alltag ein. Dadurch erlangst du neue Energie, die du für deinen Alltag benötigst.

> Gehe mit mehr Achtsamkeit durch das Leben. Lebe jeden Moment bewusst und sei dankbar für das, was du hast. Liebe dich selbst. Hab eine positive Grundhaltung und gehe sorgfältig mit dir und deinem Körper um.

> Entdecke die Wirkung der Meditation.

- Erstelle dir deine persönliche Morgenroutine. Dadurch startest du deinen Tag direkt positiv, denn du hast dir Zeit für dich genommen. Schenke dir diese Zeit. Gestalte deine Morgenroutine so, dass sie zu deinem Leben passt und sie dir Freude bereitet.

- Besonders die Ernährung hat einen Einfluss auf dein Wohlbefinden. Höre auf deinen Körper. Gib ihm die Nahrung, die er braucht. Achte auf dein natürliches Hungergefühl.

- Nimm nicht mehr als drei Mahlzeiten pro Tag zu dir. Iss dich nicht komplett satt.

- Konsumiere stets nur warme Speisen und Getränke. Das entlastet deine Verdauung und steigert dein Wohlbefinden.

- Trinke am Tag ausreichend warmes Wasser. Versetze es mit Zitrone, Ingwer oder Kurkuma, um den Effekt des Wassers auf deinen Körper zu verstärken.

- Du solltest jeden Tag alle Geschmacksrichtung (süß, sauer, salzig, scharf, bitter, herb) mit deinen Mahlzeiten abdecken.

- Die Hauptmahlzeit solltest du mittags zu dir nehmen, da zu dieser Zeit deine Verdauung am stärksten ist.

> Iss bewusst und ohne Stress. Kaue jeden Bissen 30 mal, um deine Verdauung zu entlasten.

> Deine Ernährung sollte größtenteils aus Gemüse, Getreide und Hülsenfrüchten bestehen. Vermeide tierische Produkte.

> Milchprodukte und Obst solltest du jeweils nur einzeln konsumieren.

> Setze bei deiner Körperpflege auf natürliche Zutaten und Produkte. Öle eignen sich wunderbar zur Hautpflege. Stelle dir viele deiner Pflegeprodukte selber her. Dadurch weißt du stets, welche Inhaltsstoffe du verwendest und deine Produkte sind so rein wie möglich.

> Und zu guter Letzt: Hab Spaß an der ayurvedischen Welt! Erfreue dich an deinem neuen Körpergefühl und gewinne die Macht über deine Gesundheit!

DER AUTOR

Liebe Leser/innen,
hat dir unsere gemeinsame Reise gefallen?
Missfallen? Hast du Anregungen,
Verbesserungsvorschläge oder Kritik?
Dann schreibe es mir, helfe mir besser zu werden,
um die nächste Auflage oder die Fortsetzung, noch
ansprechender zu gestalten.
Wundere dich nicht, wenn ich tatsächlich antworte,
ich freue mich auf deine Kommunikation.
autor@ideeundgeld.de
Schreibe bitte eine Rezension auf Amazon, für
einen jungen Autor ist das eine wunderschöne
Bestätigung.
Danke.
Dein Amitabh

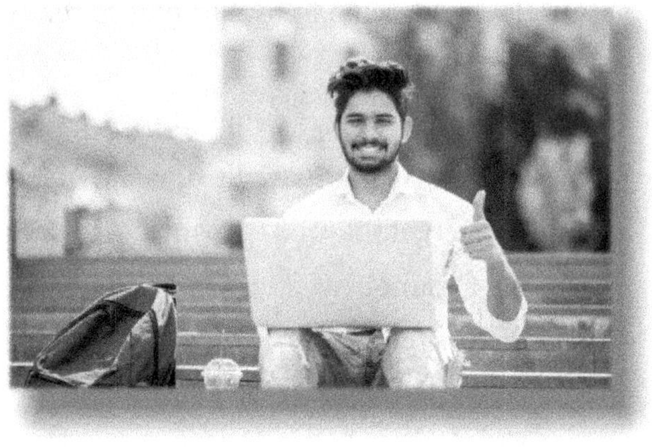